HEMORRAGIA POSPARTO
PREVENCION Y MANEJO

Jorge Urdaneta Aqüi

HEMORRAGIA POSPARTO

Prevención y Manejo

Jorge Urdaneta Aqüi

Profesor

Catedra de ginecología y obstetricia

Escuela de Medicina de La Universidad del Zulia

Maracaibo, Venezuela

2018

Título Original:
Hemorragia Posparto
Prevención y Manejo
Autor:
Jorge Urdaneta Aqüi
Copyright ©2018 por Jorge Urdaneta Aqüi
Primera Edición

ISBN-13: 978-1987743494
ISBN-10: 1987743490

Toda precaución fue tomada para asegurar la fiabilidad del contenido, sin embargo, el autor no puede asumir la responsabilidad por las correcciones que se puedan generar de la información suministrada. Todos los derechos reservados. Esta publicación no puede ser reproducida, ni en todo, ni en parte, ni registrada en o transmitida por un sistema de recuperación de información, en ninguna forma ni por ningún medio, sea digital, electrónico, por fotocopia, o cualquier otro, sin el permiso previo del autor.

Dedicatoria

A mis padres Jorge y Sonia, por siempre haber sido un pilar fundamental en mi vida

Tia Haydee, digno ejemplo de trabajo y dedicación

Soledad, mi esposa, colega y compañera de vida, quien siempre me ha apoyado

A mis hijos, por su comprensión y apoyo, estímulos para luchar en la vida

Contenido

Introducción. Hemorragia posparto _____ 4
Capítulo I. Modificaciones gravídicas. Preparación para la perdida hemática _____ 6
Capítulo II. Hemorragia postparto. Generalidades_____ 9
Capítulo III. Prevención de la hemorragia posparto _____ 12
Capítulo IV. Emergencia: código rojo _____ 21
Capítulo V. Pedir ayuda _____ 26
Capítulo VI. Choque hipovolémico_____ 28
Capítulo VII. Hablar con la paciente y la familia _____ 37
Capítulo VIII. Diagnóstico y tratamiento de la causa _____ 40
ANEXO_____ 57

INTRODUCCION

HEMORRAGIA POSTPARTO

La hemorragia postparto es una de las complicaciones más frecuentes de morbilidad y muerte materna, generalmente se encuentra entre las 3 primeras causas de muerte en el mundo. El objetivo del libro es que el lector estudiante, médico, residente y especialista tenga una visión general y conductual al estar en frente de este trastorno que pudiera ser catastrófico. Sin embargo, que para llegar a la muerte tiene que atravesar múltiples barreras donde puede ser detenido el proceso mórbido, para así evitar un desenlace fatal; además es importante conocer que existen opciones diferentes a la histerectomía que pudieran preservar la vida y la necesidad de reproducción de nuestras pacientes.

Sin lugar a dudas, la ventaja que obtendremos ante este suceso es tener un esquema mental de actuación rápida ya que la isquemia sostenida causa daños irreversibles en las células; esto nos permitiría de forma casi automática realizar los pasos de atención para lograr el éxito. El éxito está centrado primeramente en preservar la vida de la paciente, en otro plano evitar las secuelas de la hipovolemia y el shock, y además conservar la posibilidad de reproducción de la paciente si esto es requerido por ella.

Recordemos que todo ser vivo nace, crece, se reproduce y muere. Siendo la reproducción una necesidad de vida y de mantenimiento de la especie, es importante conocer que existen opciones, antes de la histerectomía obstétrica, con las cuales podríamos manejar la hemorragia.

Es muy importante tener en cuenta que las decisiones ante estos casos, y en todos los casos en obstetricia, deben ser oportunas, es decir que para que una medida se considere acertada debe ser tomada a tiempo en el momento adecuado, si tomamos las medidas tardíamente igualmente podemos perder a la paciente que tenemos a nuestro cuidado. Como dice nuestra querida profesora Mery Guerra "más vale tener una mujer viva sin útero, que una mujer muerta con útero", así que si esta es la acción indicada hay que tomar la decisión a tiempo y no cuando ya la paciente tiene una coagulación intravascular diseminada franca.

Siempre le digo a los estudiantes de postgrado que nuestra especialidad, es la mejor del mundo, porque la mayoría de las veces nos toca dar buenas noticias que llenan de alegría a nuestras pacientes y sus familiares, como es el hecho de entregar un recién nacido vivo y sano; y a una madre feliz que cuide de ese niño o niña, a sus otros hijos y a su familia. Sin embargo, cuando nos toca dar noticias malas son "bien malas", y sin temor a equivocarme la peor de todas es una muerte materna, porque esa mujer es hija, madre, esposa y el eje de su familia.

Por eso espero que este libro aporte un grano de arena para lograr salvar a una madre, que es el eje fundamental de la familia.

CAPÍTULO I

MODIFICACIONES GRAVIDICAS

PREPARACION PARA LA PERDIDA HEMATICA

Cuando la mujer inicia el embarazo, a la par se inician en ella las modificaciones gravídicas que le van a permitir la formación, crecimiento y desarrollo del feto, adaptar su cuerpo para la supervivencia de ambos, tanto de la madre como del feto, y para el momento del parto.

Durante el parto se asume como normal una pérdida hemática de 500cc y en caso de una cesárea esta pérdida pudiera ser de 1.000 cc, pero a pesar de esta pérdida de sangre, la paciente no tiene síntomas de shock hipovolémico, ya que durante todo el embarazo su cuerpo se prepara para esta pérdida hemática

Desde el inicio del embarazo ocurre un cambio en los umbrales osmóticos para la sed y la secreción de la hormona antidiurética, que produce un descenso de la osmolalidad plasmática cercana a 10 mosm/kg. con un aumento de la sensación de sed que incrementa la ingestión de agua, siendo la cantidad de agua acumulada en la mujer promedio al final del embarazo de 6,5 litros, repartidos en 3,5 L entre el feto, la placenta y el líquido amniótico, y los otros 3 litros entre el aumento del volumen sanguíneo de la madre, el tamaño del útero y las mamas.

Así que el volumen sanguíneo de la gestante aumenta del 40 al 45%, con respecto a su volumen sanguíneo previo al embarazo, lo que protege a la madre de complicaciones que pudieran producirse durante el parto.

Por el aumento del volumen plasmático, la viscosidad de la sangre disminuye, y la hemoglobina y hematocrito disminuyen siendo normales las cifras de hemoglobina mayores o igual a 11 gr% en el primer y tercer trimestre, y de 10,5 gr% en el segundo trimestre.

Para poder contener el volumen sanguíneo ocurre una vasodilatación de los vasos sanguíneos aumentando la capacitancia venosa y la arterial, debido a esto se produce una disminución de la resistencia vascular periférica, disminuyendo al mínimo en la mitad del embarazo, y aumentando ligeramente en el tercer trimestre.

También el aumento del volumen sanguíneo y la vasodilatación tienen un efecto cardiaco, aumentando el gasto cardiaco, ya que aumenta el volumen latido y la frecuencia cardiaca. La presión arterial disminuye con respecto a la mujer no embarazada, a pesar del aumento de volumen sanguíneo y al aumento del gasto cardiaco, por la disminución de la resistencia vascular periférica.(2)

Estos cambios hacen que la mujer embarazada pueda compensar las pérdidas hemáticas durante el parto, y por ende, para que se descompense la perdida sanguínea debe ser mayor de 1000 ml. Es importante tener en cuenta que la frecuencia cardiaca al final del embarazo puede llegar a 90 latidos por minuto y ser normal.

Otros cambios importantes son los del sistema de coagulación, en el embarazo hay un aumento tanto de la coagulación como de la fibrinólisis, pero la balanza se mantiene inclinada hacia la coagulación. Hay un aumento de todos los factores de coagulación a excepción de los factores XI y XIII. Los tiempos de coagulación no tienen una variación significativa, pero el fibrinógeno sus valores en el embarazo pueden ser de 300 a 600 mg %, a pesar del aumento del volumen plasmático. Eso nos refleja la gran producción de estos factores para mantener sus valores y funciones a pesar del aumento del volumen sanguíneo.

Otro es el caso de las plaquetas que disminuyen durante el embarazo, muy probablemente por el efecto de la hemodilución o al mayor consumo, lo que hace que las embarazas tengan plaquetas jóvenes y de mayor tamaño.

En resumen, el cuerpo de la embarazada se prepara para la pérdida de sangre durante el parto aumentando la volemia, manteniendo un estado de hipercoagulabilidad, y presentando unos cambios en su sistema cardiovascular que entre sus funciones compensan una perdida hemática.

CAPÍTULO II

HEMORRAGIA POSTPARTO. GENERALIDADES

Se considera hemorragia posparto como la pérdida de 500 ml o más en las primeras 24 horas posparto.(3)

Sin embargo, resulta complicado estimar el volumen de sangre perdido en ese período de tiempo, así que desde el punto de vista práctico podemos considerar que estamos ante una hemorragia posparto en paciente en las que impresiona una pérdida anormal de sangre con manifestaciones clínicas de shock hipovolémico. Hay que tomar en cuenta que el sangrado se nos puede presentar de manera súbita y abundante; pero también puede presentarse como un sangrado moderado, lento que al prolongarse en el tiempo supera los 500 ml en las 24 horas.

Así que una puérpera en las primeras 24 horas que presente hipotensión, taquicardia, frialdad o palidez, llenado capilar mayor de 3 segundos y alteraciones en el sensorio; debemos pensar como primera posibilidad en la hemorragia posparto, al igual que desde el punto de vista de laboratorio una caída del hematocrito de 10 puntos o una disminución de la hemoglobina de 3 gramos.(4)

Algunos autores dividen la hemorragia posparto en (8):

- Hemorragia temprana: es la que se presenta durante las primeras 24 horas del periodo posparto, siendo más frecuente y grave en las primeras dos horas.

- Hemorragia tardía: que ocurre después de las 24 horas posparto hasta las 6 semanas posteriores.

Por supuesto que la morbi-mortalidad de los casos de hemorragia posparto no sólo depende del volumen del sangrado, sino también del estado de la salud previo de la paciente. Factores como la anemia, pobreza, mal nutrición, estilo de vida poco saludable, enfermedades asociadas al embarazo también influyen en la evolución del paciente.(4)

Según la Organización Mundial de la Salud (5) las hemorragias graves, en su mayoría tras el parto, es una de las principales causas de muerte materna.

Entre los años del 2003 al 2009, la hemorragia obstétrica ocupó el primer lugar en el mundo como causa de muerte materna con un 27% (661000 muertes) y la mayoría se produjeron en el posparto 19.7% (480000 muertes), después están las que ocurren ante parto con 6,5% (158000) y por último las intraparto con el 0,9% (23000). (6)

Y así como en el mundo, en la región de Latinoamérica y el Caribe también la hemorragia obstétrica ocupa el primer lugar como causa de muerte materna con el 23,1% (16000 muertes), representado la hemorragia posparto el 13,3% (9200 muertes).(6)

Por estos hechos es que debemos conocer a profundidad este suceso, conocer cómo prevenirlo, cuáles son sus causas, el tratamiento de cada una de ellas y el manejo del shock hipovolémico.

Claro que la magnitud del suceso depende de varios factores:

1.- Las condiciones de la paciente en el momento del parto. Si la paciente tiene anemia, desnutrición, hábitos perjudiciales a la salud, otras enfermedades coincidentes y pre-existentes al embarazo, condiciones obstétricas que produzcan una sobre distensión uterina como embarazos múltiples, macrosomía, polihidramnios, etc.

2.- Entrenamiento del personal médico, enfermería y paramédico. Para alcanzar el éxito, debe evitarse la improvisación, así que cada quien debe conocer su rol, los procedimientos a realizar, tener la habilidad y destreza que correspondan, así como conocer sus limitaciones, para tomar las decisiones oportunas.

3.- Disponibilidad de insumos y tecnología. Podemos tener el personal de salud entrenado, pero para poder actuar necesitan insumos y materiales para poner en práctica su entrenamiento, esto también dependerá del grado de complejidad del centro de salud, así que cada centro asistencial debe tener su protocolo de acción en caso de sucesos de este tipo.

En lo que se refiere al manejo hay 3 puntos importantes resaltar:

- Prevención
- Diagnóstico de la causa y tratamiento
- Manejo del shock hipovolémico

CAPÍTULO III

PREVENCION DE LA HEMORRAGIA POSPARTO

La prevención de la hemorragia posparto, podemos hacerla ante parto, preparando adecuadamente a la paciente durante el control prenatal, intraparto y en el posparto; parte de la prevención es identificar los factores predisponentes que posea la paciente y así estar preparados para la complicación y tomar las medidas necesarias para evitarla.

La prevención **ante parto**, tiene que ver en parte con el control prenatal. A las pacientes de bajo riesgo, que tengan una alimentación adecuada, se les debe indicar suplementos de hierro de 60 a 100mg de hierro diarios a partir del cuarto mes, para que la médula ósea pueda aumentar la masa eritrocitaria en compensación al aumento del volumen plasmático, y así tenga cifras de hemoglobina y hematocrito aceptables en el momento del parto. (3)

También durante el control prenatal debemos identificar enfermedades previas o coexistentes con el embarazo que nos aumenten las probabilidades de sangrado, como por ejemplo hemofilias, trastornos plaquetarios, lupus eritematoso sistémico, que además requieran manejo multidisciplinario.

A pesar de que sabemos que los mecanismos hemostáticos en el útero dependen más de las ligaduras de Pinard, otras causas de hemorragia posparto son las lesiones del canal del parto, y la incisión de tejidos en la cesárea.

También tenemos patologías obstétricas que nos aumentan las posibilidades de hemorragias, y como estamos acostumbrados las dividiremos como factores maternos, fetales y ovulares:

- Maternas: enfermedades previas y/o coexistentes con el embarazo, tales como hemofilia, trastornos plaquetarios, lupus eritematoso sistémico, tratamiento anticoagulante. También la preeclampsia severa, síndrome de HELLP, Hígado graso del embarazo, por su efecto sobre el número de las plaquetas y daño hepático donde se sintetizan varios factores de coagulación; miomas uterinos, que pueden dificultar la contracción uterina, atonía uterina en un embarazo previo, cirugías uterinas previas, malformaciones mullerianas, ruptura prematura de membranas, sepsis por la infección del útero, coagulación intravascular diseminada.

- Fetales: embarazos múltiples por la sobre distensión uterina que se asocia con atonía uterina posparto, feto macrosómico por la misma razón y además la mayor posibilidad de laceraciones del canal del parto y la cesárea.
- Ovulares: Polihidramnios por la sobre distensión uterina; inserciones anómalas de la placenta, como placenta previa, las variedades de placentas ácretas, y los casos de desprendimiento prematuro de placenta normo inserta.

La prevención *intraparto*, en este momento los factores predisponentes son trabajo de parto prolongado, trabajo de parto muy rápido, trabajo de parto con inducción o conducción (uso de aceleradores del parto), que pueden producir fatiga de las fibras musculares uterinas; partos instrumentales, por la posibilidad de desgarros; anormalidades de la inserción de la placenta, alumbramientos patológicos.

En este sentido la OMS, recomienda usar el alumbramiento dirigido o también conocido como "manejo activo del alumbramiento" como medida demostrada que disminuye la pérdida sanguínea en el alumbramiento y previene la hemorragia posparto. Esta organización recomienda implementar el uso de esta técnica en todas las parturientas, en vez de la conducta expectante, por los beneficios demostrados científicamente.(3)

La Técnica del manejo activo del alumbramiento o alumbramiento dirigido, tiene 4 aspectos fundamentales:

a.- El uso de uterotónicos en todas las parturientas en el alumbramiento.

b.- Pinzamiento del cordón umbilical después del minuto (de 1 a 3 minutos).

c.- Tracción controlada del cordón.

d.- Verificación del tono uterino.

TECNICA DEL MANEJO ACTIVO DEL ALUMBRAMIENTO.

Luego de la expulsión del feto, y que palpemos para descartar la presencia de otro feto, o si tenemos la certeza de que es un feto único al salir el hombro anterior (ver figura 1), se coloca el medicamento uterotónico (ver figura 2). Las alternativas son las siguientes, teniendo en cuenta que siempre la primera opción es la oxitocina:

1.- Oxitocina: 10 UI intramuscular, 5 o 10 UI endovenoso en bolo o 20 a 50 UI en 1 litro de solución salina al 0.9 a razón de 60 gotas por minuto. La OMS recomienda que pueden ser 10 UI tanto IM como EV, las 5 UI en bolo en la vía de la solución la recomienda la Sociedad de obstetricia y ginecología de Canada. En el hospital Adolfo Pons utilizamos 5 UI EV obteniendo los resultados esperados.

2.- Metilergometrina: 0,2 mg intramuscular.

3.- Misoprostol: 600 microgramos vía oral.

Una vez administrado el medicamento uterotónico, se coloca al recién nacido sobre el vientre materno, y se realiza el pinzamiento tardío del cordón umbilical, cuando ya no se palpe latido del cordón, entre 1 a 3 minutos (Ver figura 3). Solo se cortará el cordón de inmediato si el RN presenta signos de asfixia y necesite reanimación. Después de cortar el cordón es el momento de tomar la muestra para tipiaje y se coloca la pinza cerca del periné.

Posterior al pinzamiento, se realiza tracción suave y controlada del cordón con una mano, y la otra mano se coloca justo por encima de la sínfisis del pubis, con el dedo pulgar por encima de la sínfisis haciendo contrapresión para evitar una inversión uterina; también se puede colocar los dedos sobre la sínfisis del pubis para hacer la contrapresión conocida como maniobra de Brandt (ver figura 4). Se aprovechan las contracciones uterinas para extraer la placenta y se le solicita a la paciente que puje levemente. Si la placenta no desciende entre 30 a 40 segundos, no siga la tracción, y espere la próxima contracción uterina para volver a intentar

En el análisis presentado por la OMS, la medida obligatoria es la administración de un agente uterotónico inmediatamente después de la salida del feto, ya que la tracción controlada del cordón (TCC) que aunque es recomendada se le considera opcional, y debe ser realizado por personal entrenado. La TCC ahorra 10 ml de sangre, y reduce el tiempo del alumbramiento a 6 minutos.(3)

Así que si se encuentra en un área rural y no tiene entrenamiento para la realización de la TCC, por lo menos indique el uterotónico, pero el adiestramiento para el personal de salud que tiene que ver con la atención del parto debe incluir el manejo activo del alumbramiento.

En el caso de la cesárea realizar el mismo procedimiento, pero por vía abdominal, es decir, al extraer el feto, colocar el uterotónico endovenoso, de primera opción oxitocina; y realizar TCC para la extracción de la placenta, y no la extracción manual, donde se perdería más sangre.

Claro que el procedimiento no está excepto de complicaciones:

No se expulsa la placenta: en caso que no se expulse la placenta posterior al procedimiento, se realizará la extracción manual preferiblemente bajo sedación. En este caso se introduce una mano dentro del útero y la otra en el fondo uterino para fijarlo a través del abdomen. Con la mano dentro del útero se localiza la placenta, se busca una zona de clivaje para separar la placenta del útero y se hace la extracción. Sino se encuentra el punto de clivaje se debe sospecha de placenta ácreta en cualquiera de sus formas. En caso de sospecha de acretismo placentario ya el tratamiento sería quirúrgico.

Otra complicación es *la inversión uterina*, que es otra emergencia obstétrica que se discutirá en otra sección, pero que hay que estar muy pendiente que al inicio del aprendizaje de la técnica puede aplicarse mucha fuerza en la tracción, y/o no se realiza en el momento de la contracción del útero, pudiera provocar esta complicación.

La prevención **posparto**, una vez extraída la placenta, revisarla cuidadosamente, para verificar su integridad, los cotiledones y la membrana amniótica (ver figura 5 y 6). Se verifica el tono uterino y se realiza la revisión del canal del parto deprimiendo la pared posterior de la vagina con los dedos índice y medio de la mano útil en búsqueda de desgarros vaginales (ver figura 7). También con una pinza de Foester se toma el labio anterior del cuello uterino, lo que permite la movilización para observar si existen desgarros sangrantes (ver figura 8).

Una vez verificada la indemnidad de la placenta, membranas ovulares, útero y canal del parto. Es recomendable que la paciente permanezca 2 horas en observación antes de ser trasladada a la habitación. Durante este tiempo se observa el volumen de los loquios, el tono y posición del útero y las condiciones generales de la paciente.

Si la paciente tiene factores de riesgo, se deben colocar uterotónicos pospartos, por ejemplo, oxitocina 10 UDS diluidas en 500 cc de solución fisiológica y pasar endovenosa a razón de 20 gotas por minuto; o methergin (metilergonovina) 1 ampolla (0,2 mg) intramuscular, y si no contamos con methergin, también puede utilizarse el misoprostol en dosis de 600 microgramos vía oral.

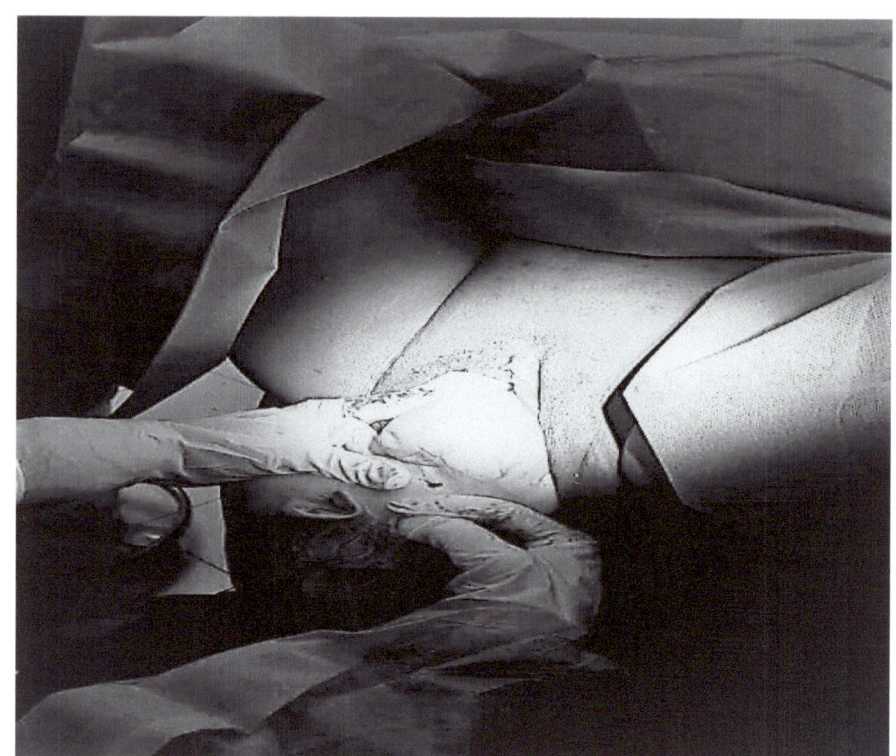

Figura 1. Desprendimiento del hombro anterior. Momento en que ya puede colocarse el medicamento uterotónico

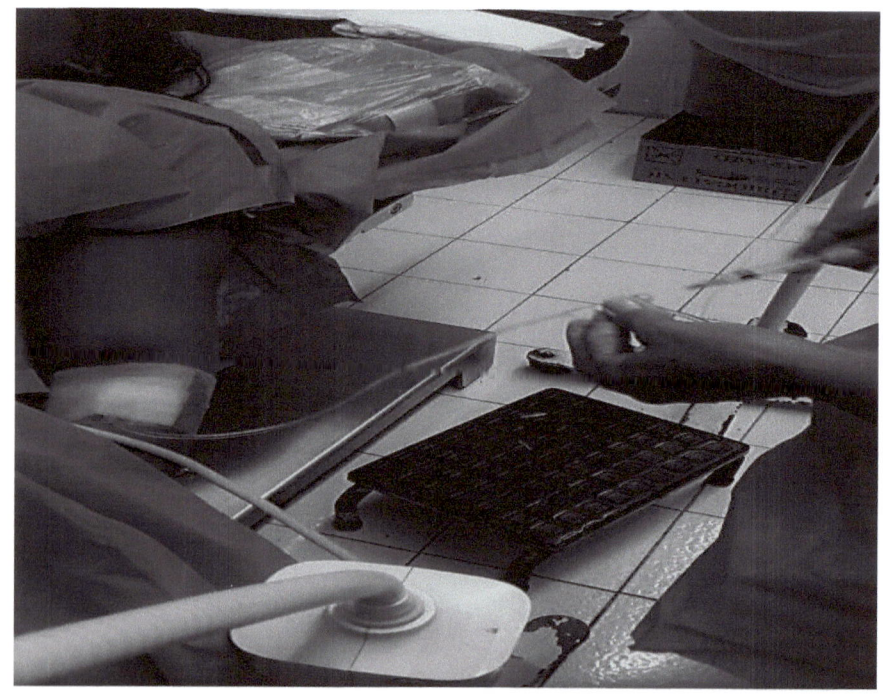

Figura 2. Colocación de 5 U en bolo

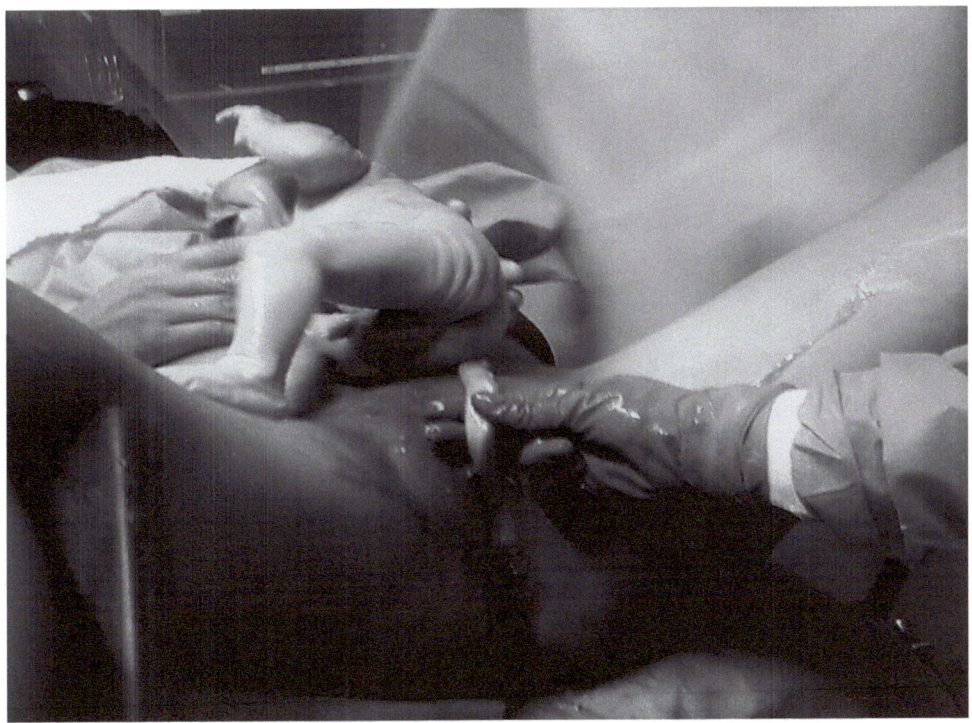

Figura 3. Una vez expulsado el feto se coloca sobre la madre, y palpa el cordón hasta que deje de latir

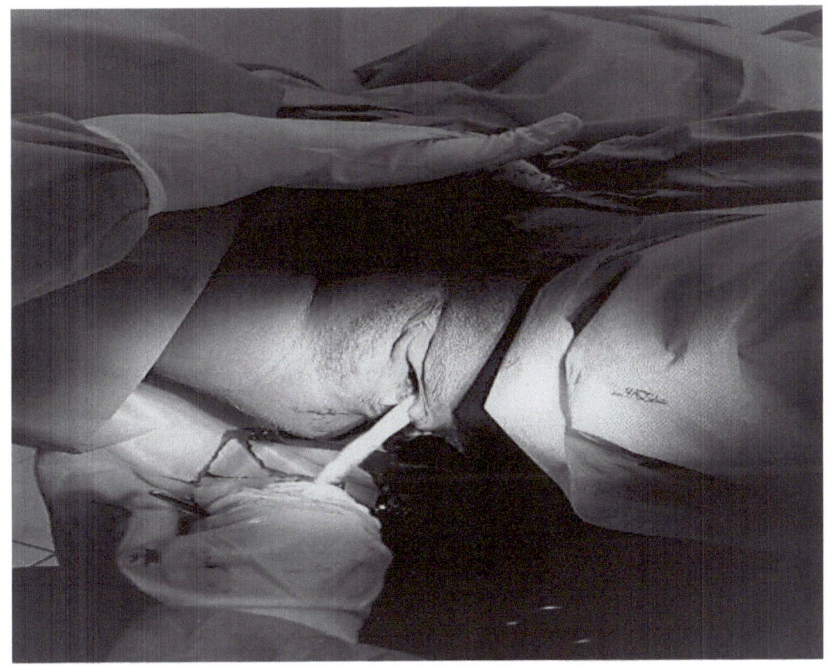

Figura 4. Tracción controlada del cordón

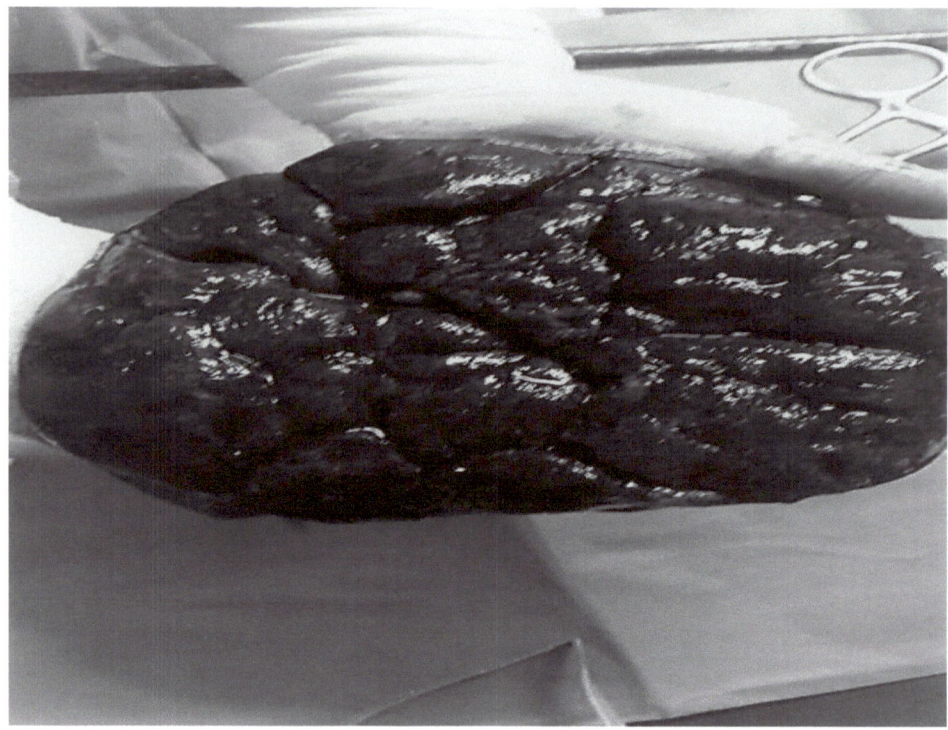

Figura 5. Revisión de la cara materna de la placenta

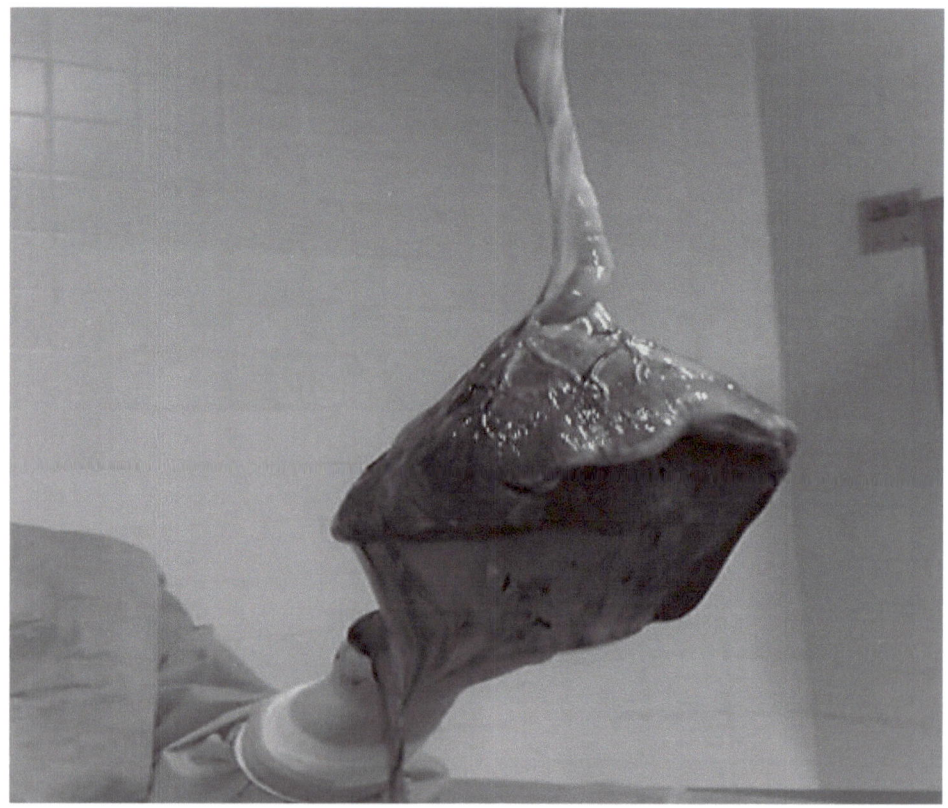

Figura 6. Revisión de cara fetal de la placenta y las membranas

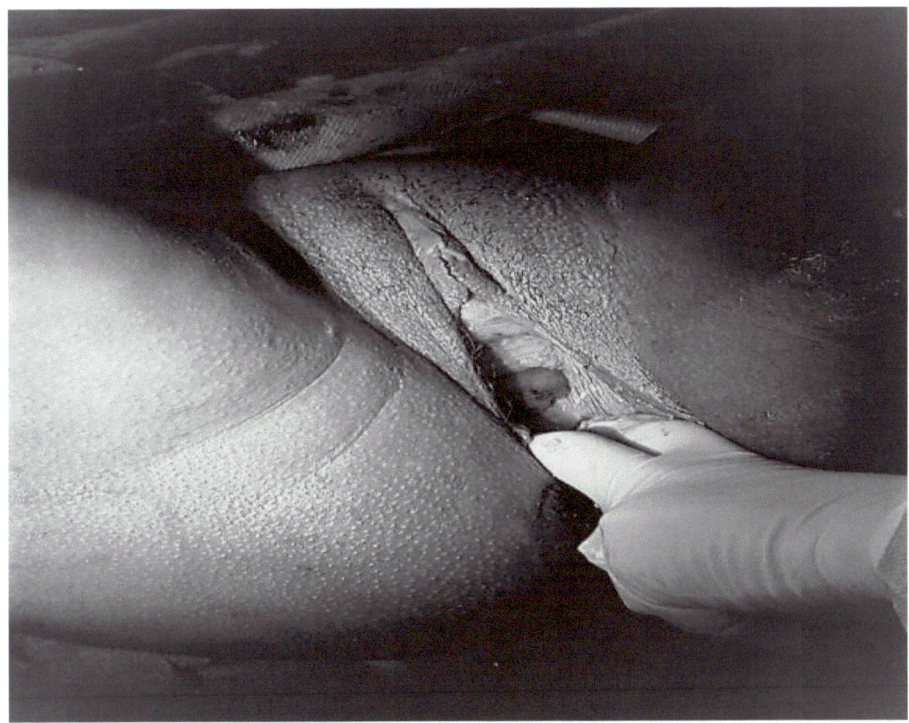

Figura 7. Revisión del canal del parto

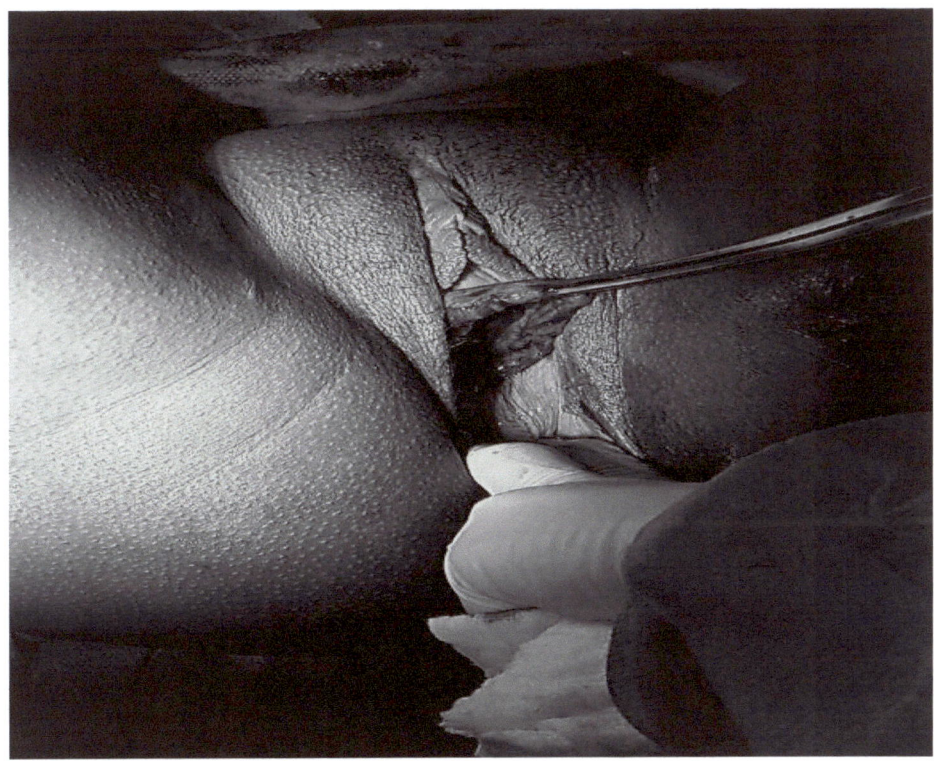

Figura 8. Revisión de cuello uterino

CAPÍTULO IV

EMERGENCIA: CODIGO ROJO

Ya entrando a la emergencia por hemorragia posparto, comencemos primero por saber cuáles son los errores que se cometen que aumentan la mortalidad de estos casos:

1.- Demora en reconocer que la paciente presenta la hipovolemia por la pérdida de sangre.

2.- Falla en el reemplazo de volumen.

3.- Retraso en la intervención quirúrgica.

De allí lo importante es la oportunidad de acción en el momento adecuado, y del conocimiento sobre los volúmenes a transfundir para la compensación del choque hipovolémico.

Para esto tenemos que tomar en cuenta "la hora dorada". Este es el tiempo en que deberíamos estabilizar a la paciente, ya que después de este tiempo es muy probable que se inicie la coagulación intravascular diseminada (CID)

Entonces el manejo consta de 2 partes fundamentales: tratamiento de la causa de la hemorragia y el manejo del choque hipovolémico, y aunque cada una se aplica al unísono, las separaremos para su mejor entendimiento. Así que lo haremos por pasos:

1.- PEDIR AYUDA

La persona que haga la aproximación diagnostica de que la paciente presenta una hemorragia posparto, debe avisar inmediatamente a los otros miembros del equipo para organizar su manejo.

- ➢ Coordinador
- ➢ Manejador de líquidos a reponer
- ➢ Diagnosticador de la causa y tratamiento

➢ Circulante

2.- GRADO DEL CHOQUE HIPOVOLEMICO

Esto es sumamente importante porque nos permite establecer las estrategias del manejo del choque y el volumen a reponer.

Para este propósito podemos usar la tabla modificada de Baskett, donde se evalúan los siguientes parámetros: *sensorio, perfusión, pulso y tensión arterial sistólica.* Los resultados de la evaluación permiten estimar el volumen de sangre perdido, y la cantidad de líquido a pasar en la primera hora de tratamiento.

Uno de los principios es que el grado de choque se clasificará por el parámetro que este peor, esto quiere decir que si evaluamos los parámetros ya descritos; por ejemplo, si el sensorio nos da para choque leve, la perfusión también, el pulso para choque hipovolémico severo y la tensión arterial sistólica leve; lo clasificaremos como severo ya que el peor de los parámetros que fue el pulso califica como severo, a pesar que la mayoría de los parámetros califiquen para leve.

Otro principio importante es que la reposición de líquido es de 3 ml de solución cristaloide por 1 ml de sangre perdida. La paciente tolera más la hipoxia que la hipovolemia; de allí que la reposición inicial se comienza con líquidos cristaloides que están rápidamente al alcance.(9)

Es importante tener la tabla modificada de Baskett para la clasificación del grado de choque. Ver tabla 1

También debemos calcular el *índice de choque* que se obtiene dividiendo la frecuencia cardiaca/tensión arterial sistólica, si este es mayor a 1, se deben solicitar las 2 primeras unidades de sangre grupo O Rh negativo, sin pruebas cruzadas, ya que esto indica un choque hipovolémico severo.

Colocar oxígeno por cánula nasal a razón de 3 litros / min. Para reponer el volumen se deben colocar 2 vías periféricas con catéteres N° 16 o 14, y una sonda vesical para evaluar la producción de orina por la perfusión renal. Se toman muestras para tipaje, hematología completa, TP, TPT y fibrinógeno.

Tabla 1

Estimación de las perdidas, de acuerdo a la evaluación del estado del choque

Sensorio	Perfusión	Pulso	Presión arterial sistólica	Grado del choque	Perdida de volumen estimado	Cristaloides a reponer en la primera hora
Normal	Normal	60-90	Normal	Compensado	10-15% 500-1000 ml	Ninguno
Normal y/o agitada	Palidez, frialdad	91-100	80-90	Leve	16-25% 1000-1500ml	3000 a 4500 ml
Agitada	Palidez, frialdad más sudoración	101-120	70-80	Moderado	1500-2000ml	4500 a 6000 ml
Letárgica, inconsciente	Palidez Frialdad más sudoración Llenado capilar > 3 seg	>120	<70	Severo	>35% 2000-3000ml	> 6000 ml

Fuente: Modificación de Baskett PJF. ABC of major trauma. Management of Hypovolemic shock. BMJ 1990; 300:1453-7

3.- HABLAR CON LA PACIENTE

Es muy importante hablar con la paciente y explicarle lo que está sucediendo, que presenta una complicación y los procedimientos a realizar, recuerde que estamos trabajando sobre su cuerpo, y debemos pedir su autorización. Esto hará que la paciente colabore con las medidas que se decidan efectuar.

A veces por el stress del momento nos olvidamos de este paso tan importante.

4.- DETERMINAR LA CAUSA DE LA HEMORRAGIA

En este sentido tenemos una nemotecnia que nos permite rápidamente orientar el diagnostico, es la nemotecnia de las 4 T.

- T de Tono uterino: debemos verificar el tono uterino colocando una mano en el abdomen para palpar el útero, consistencia y altura.
- T de Trauma del canal del parto: inspeccionar episiotomía, vagina, cuello uterino en busca de desgarros, inversión uterina y la posibilidad de rotura uterina.
- T de Tejido: retención de restos posparto de placenta y membranas amnióticas
- T de Trombo: la posibilidad de una coagulopatía, o una coagulación intravascular diseminada, si ha pasado más de una hora y no ha podido controlarse la hemorragia, debemos pensar en ella.

5.- TRATAMIENTO DE LA CAUSA Y ESTABILIZACION DE LA PACIENTE

Una vez determinada la causa y el grado del choque hipovolémico, debemos realizar todas las maniobras necesarias para tratar simultáneamente la causa y el choque hemorrágico para lograr la estabilización en una hora.

Después de ese tiempo, ya requiere un manejo avanzado por la probable aparición de la CID.

Al dividirlo en tiempo tenemos:

- Minutos del 1 al 20: reanimación y diagnostico
- Minutos del 20 al 60: estabilización
- Mas de 60 minutos: manejo avanzado por la CID y complicaciones metabólicas

CAPÍTULO V

PEDIR AYUDA

Cuando tenemos una paciente con hemorragia, no podemos quedarnos solos, lo primero que debemos hacer es *PEDIR AYUDA*, ya que debe conformarse un equipo para el manejo de la paciente y poder alcanzar el éxito.

Así que hay diferentes roles que deben conocer todo el equipo de guardia.

- El diagnosticador de la causa y tratamiento: Es el que pide la ayuda, o el primer médico que acude al llamado y activa el código rojo. Empieza a evaluar la paciente el tono del útero, coloca la sonda de Foley, vacía la vejiga y se concentra en buscar la causa de la hemorragia e iniciar el tratamiento para parar la hemorragia.
- Coordinador: Al asumir el rol asigna los otros roles, habla con la paciente y le explica la situación y las maniobras a realizar, registra la hora y los acontecimientos. También calcula el volumen a reponer, solicita los hemoderivados, dirige al circulante y le da la información al encargado de manejar los líquidos.
- Manejador de los líquidos: Verifica las vías intravenosas, tiene que constatar que la paciente se le coloquen rápidamente las 2 vías intravenosas con catéteres N° 16 o 14, que se tomen las muestras de tipiaje, hematología completa, TP, TPT y fibrinógeno, muestra para la prueba del coagulo. Una vez que el coordinador estima el volumen a reponer en el periodo de una hora, calcula el número de frascos que tengan el volumen a reponer, que dependerá de la presentación que se disponga, inicia la reposición y solicita el calentamiento de los frascos.

Coloca oxígeno a la paciente por catéter nasal a razón de 3 litros/minuto o mascarilla con reservorio a razón de 10 litros/minuto. Su principal trabajo es que pasen las soluciones y/o hemoderivados en volumen calculado y en el tiempo debido.

➢ Circulante: este integrante del equipo es el que tiene la movilidad, debe calentar las soluciones, notificar a laboratorio, banco de sangre, anestesiología y cerciorarse del envío y procesamientos de las muestras y boletas de hemoderivados. Hablar con la familia para explicarles la situación indicada por el coordinador. Además, deberá ser ayudante del diagnosticador en lo que sea requerido. Y dependiendo de la complejidad del centro gestionar el traslado de la paciente.

Por supuesto que existen varios esquemas de distribución del trabajo en estos casos, y la profesión de los que desarrollen cada rol variara dependiendo de cada centro de salud. Por ejemplo, en hospitales donde existe posgrado es posible que todos sean médicos de diferentes niveles, pero quizás en otros centros sea un médico y los demás licenciados en enfermería. Lo importante es que en cada centro se organice y tenga sus planes en caso de que tengan un caso de este tipo.

CAPÍTULO VI

CHOQUE HIPOVOLEMICO

El manejo del choque hipovolémico es fundamental para mantener la vida de la paciente mientras que se corrige la causa de la hemorragia. Una de las principales causas de muerte en la hemorragia posparto son las fallas en el manejo del choque de este tipo, y la mayoría de las veces es por una subestimación de las perdidas, o el desconocimiento del volumen a reponer.

Como se explicó en el capítulo 1 la mujer embarazada tiene unos cambios adaptativos que la preparan para una perdida hemática durante el parto. Sin embargo, cuando la pérdida supera los 1000 cc comienzan una serie de cambios fisiopatológicos que si se mantienen en el tiempo pueden producir daños irreversibles en los tejidos que pueden conllevar a la muerte.

De allí que la actuación debe ser rápida y oportuna, así que una vez que se detecta el paciente comienza la hora dorada del tratamiento que puede aumentar las probabilidades de vida.

Cuando ocurre una perdida hemática aguda y sostenida, ocurren una serie de cambios en los mecanismos homeostáticos para tratar de mantener el suministro de oxígeno al organismo.

Al disminuir la precarga, ocurre un aumento de la actividad simpática para mantener el gasto cardiaco y la presión arterial. Se produce un incremento de la resistencia vascular sistémica selectiva que redistribuye el flujo sanguíneo hacia el corazón y cerebro. Por este motivo el hallazgo clínico más consistente es la taquicardia, ya que estos mecanismos compensatorios hacen que las cifras tensionales se mantengan.

Por todo esto las pacientes que están sangrando se tornan taquicárdicas, pálidas, sudorosas y ansiosas; inicialmente la presión arterial se mantiene dentro de límites normales por un tiempo, por esto no es un buen indicador de perfusión tisular ya que pudiera estar compensada.

Entre los mecanismos compensadores de la tensión arterial en reposo, tenemos el sistema renina-angiotensina-aldosterona, debido a la disminución de la tensión de la pared, del sodio y a la activación simpática; las células yuxtaglomerulares liberan renina, que convierte el angiotensinógeno en angiotensina I, que en el hígado es metabolizada a angiotensina II, siendo esta sustancia un potente vasoconstrictor que también estimula la secreción de aldosterona por la corteza suprarrenal.

La hipófisis libera la hormona antidiurética que, junto a la aldosterona, producen una retención de agua y sodio, lo que provoca un aumento del retorno venoso, que a su vez produce un aumento del volumen de eyección, del gasto cardiaco y la tensión arterial; por esta razón la oliguria es una de las manifestaciones del choque hipovolémico.

También en respuesta a la hipovolemia se libera noradrenalina y adrenalina que contribuyen con el aumento del gasto cardiaco por sus efectos inotrópicos y cronotrópico.

La tensión arterial suele mantenerse dentro de límites normales en reposo en el choque temprano, pero se puede producir hipotensión postural al levantarse o sentarse.

La falta de perfusión de los tejidos hace que las células inicien un metabolismo anaerobio, lo que disminuye la afinidad del oxígeno a la hemoglobina y se entregue a los tejidos, por la desviación de la curva de hemoglobina hacia la derecha.

De persistir la isquemia, y no corregirse a tiempo, los tejidos liberan mediadores inflamatorios, los cuales desencadenan una cascada de eventos que aunque se restaure el volumen circulante y los glóbulos rojos, el proceso puede ser irreversible. De allí lo importante del concepto de la "hora dorada".

El final de toda esta cascada culmina en una entidad conocida como disfunción orgánica múltiple, en el cual todos los órganos se afectan y se produce:

- Dificultad respiratoria del adulto, hay un aumento del shunt, disminución de la distensibilidad y aumento de la permeabilidad, permitiendo la salida de material inflamatorio a nivel intersticial y al alvéolo.
- Insuficiencia renal aguda: la hipoperfusión sostenida produce liberación de citoquinas y radicales libre que producen isquemia tubular.
- Coagulación intravascular diseminada: la hipotensión hace que el flujo sanguíneo caiga apareciendo la agregación plaquetaria en la microcirculación, activándose la cascada de coagulación lo que consume los factores de coagulación.
- Sistema gastrointestinal: en respuesta a la vasoconstricción se desarrolla íleo y distensión gástrica con predisposición a ulceración gástrica por hiperacidez y daño de la mucosa. Si la hipotensión es prolongada puede ocurrir isquemia intestinal y necrosis hemorrágica. La isquemia también puede producir daño hepático por apoptosis del hepatocito, produciendo insuficiencia hepática afectando todas sus funciones, entre las cuales está la producción de factores de coagulación.

La triada letal de las pacientes con choque hipovolémico es:

- Acidosis, ya que produce CID por inactivación de varias enzimas de la cascada de coagulación, depresión de la contractilidad miocárdica por la disminución de la respuesta inotrópica a las catecolaminas, arritmias ventriculares, prolongación del TP y TPT, disminución del factor V de la coagulación.
- Hipotermia, temperatura central por debajo de 35° centígrados, y entre sus efectos tiene cardio depresión, aumento de la resistencia vascular sistémica, arritmias, disminución de la filtración glomerular y

el empeoramiento de la absorción de sodio, disminución de la compliance pulmonar, acidosis metabólica, depresión del SNC, desviación hacia la izquierda de la curva de disociación de la hemoglobina.
- Coagulopatía, el consumo, la dilución y la inactivación de los factores de coagulación, imposibilitan la producción de coágulos.

Así se hace imperativo evitar esta tríada letal, actuando con rapidez en el momento oportuno.(10)

Entonces una vez que tenemos una paciente a la cual se le diagnostica una hemorragia posparto, un miembro del equipo se encarga de buscar y tratar la causa de la hemorragia, y a usted le toca manejar el choque hipovolémico. Teniendo en cuenta la fisiopatología del choque tenemos que reponer líquidos, evitar la hipoxia y que la paciente llegue a CID; claro que esto también depende de la corrección de la causa de la hemorragia.

El equipo tiene una hora para lograr este objetivo, una vez activado el código rojo.

Los primeros 20 minutos deben ser para la reanimación y diagnóstico, de los 20 minutos a los 60 deberían ser de estabilización; pero si se prolonga la hemorragia y/o la hipotensión por más de 60 minutos con o sin tratamiento, ya el manejo debe ser avanzado por la aparición de otras complicaciones.

Así que comencemos:

➢ Suministro de oxígeno: tenemos 2 opciones, si tenemos cánula nasal colocar el oxígeno a una velocidad de 4 litros/minuto, o mascarilla con reservorio a razón de 10 litros / minutos.
➢ Tomar 2 vías periféricas con catéteres N° 16 que tiene un flujo de 210 ml/min, o 14 que tiene un flujo de 315 ml/min, que facilitan la reposición de liquido
➢ Tomar muestras para tipiaje, hematología completa, plaquetas, TP, TPT y fibrinógeno, y para prueba del coagulo. Estas pruebas son muy

importantes. El tipaje para poder establecer el grupo sanguíneo y Rh para pedir los hemoderivados adecuados, la hematología para saber el nivel de anemia, y las otras para detectar coagulopatías.

➤ Colocar sonda vesical, en el caso del manejo del choque, nos permite evaluar el estado de perfusión sanguínea y la efectividad de la reposición de liquido

Tabla N° 1. Estimación de las perdidas, de acuerdo a la evaluación del estado del choque

Sensorio	Perfusión	Pulso	Presión arterial sistólica	Grado del choque	Perdida de volumen estimado	Cristaloides a reponer en la primera hora
Normal	Normal	60-90	Normal	Compensado	10-15% 500-1000 ml	Ninguno
Normal y/o agitada	Palidez, frialdad	91-100	80-90	Leve	16-25% 1000-1500ml	3000 a 4500 ml
Agitada	Palidez, frialdad más sudoración	101-120	70-80	Moderado	1500-2000ml	4500 a 6000 ml
Letárgica, inconsciente	Palidez Frialdad más sudoración Llenado capilar > 3 seg	>120	<70	Severo	>35% 2000-3000ml	> 6000 ml

Fuente: Modificación de Baskett PJF. ABC of major trauma. Management of Hypovolemic shock. BMJ 1990; 300:1453-7

- Clasificar el choque hipovolémico con la tabla modificada de Baskett, y establecer el volumen a reponer en la primera hora. Ver tabla 1
- Calcular el índice de choque = frecuencia cardiaca/Tensión arterial sistólica, si es mayor a 1, solicitar 2 unidades de concentrado globular grupo O Rh-, sin pruebas cruzadas.

Ahora estamos listos para iniciar la reposición, es importante tomar en cuenta patologías de las pacientes, como preeclampsia, cardiopatías y trastornos renales como insuficiencia renal crónica; donde tenemos que tener un cuidado especial con el volumen de líquido, para no producir sobrecarga que podría empeorar el problema.

Las soluciones que debemos usar para la reposición son la solución fisiológica al 0.9%, solución de Hartmann o Ringer lactato; ya que en comparación con las soluciones coloides son más económicas y no hay una diferencia en la sobrevivencia.

Es importante tener en cuenta que las soluciones deben ser calentadas a una temperatura alrededor de 37 grados centígrados, ya que su utilización fría, como se encuentra en la mayoría de los pabellones o salas de parto podría producir hipotermia, que como se explicó anteriormente pertenece a la triada letal del choque hipovolémico.

El manejador de los líquidos comenzará la reposición de volumen, estando siempre pendiente de las vías endovenosas, que no se obstruyan por posición, ni se infiltre la vía o se tape.

Se deben realizar evaluaciones de los criterios de choque cada 500 o 1000 cc de volumen repuesto, estado neurológico, perfusión, tensión arterial, pulso y diuresis. Además de estar atento al diagnosticador de la causa, si este pudo hallar el motivo del sangrado, y si pudo detenerlo y corregirlo.

Un indicador importante es la diuresis, que nos indica que el volumen repuesto está siendo efectivo y mejora la perfusión de los tejidos. Al verificar que la paciente esta orinando debemos evaluar la velocidad de la reposición, ya que tenemos complicaciones como el edema agudo de pulmón que puede producirse por el exceso de volumen administrado, o por cardiopatías conocidas o no de la paciente e insuficiencia renal.

Si se logra detener la hemorragia, en el periodo de una hora tenemos muchas posibilidades que la paciente se restablezca sin efectos adversos causados por la hipovolemia.

Sin embargo, para corregir el choque hipovolémico o también llamado hemorrágico, debemos corregir primero el volumen, debido a que la mujer embarazada tolera mejor la hipoxia que la hipovolemia; pero no debemos de olvidarnos de la hipoxia por concentraciones bajas de hemoglobina, y de la posible necesidad de factores de coagulación que se consumen por la hemorragia.

De allí lo importante de administrar hemoderivados, cuando calculamos el índice de choque, que es igual a la frecuencia cardiaca/Tensión arterial sistólica, y si este es mayor que 1, deben solicitarse 2 unidades de concentrado globular de grupo O Rh – (negativo) sin pruebas cruzadas, o en defecto de segunda opción podrían ser grupo O Rh +, mientras se procesan y realizan las pruebas cruzadas a los otros hemoderivados. Si se indican más 6 unidades de concentrado globular, se debe mantener una proporción de 1:1:1, o sea, un concentrado globular, un plasma fresco congelado y una unidad de plaquetas.

Si la hemorragia no es severa, podríamos compensar a la paciente según los resultados de laboratorio, o cuando ya este reanimada la paciente. Así que debemos corregir los parámetros de la siguiente manera:

- Hemoglobina: debemos buscar que la hemoglobina se encuentre sobre los 7 gr%, si es menor debemos indicar concentrados globulares, una unidad de concentrado globular eleva entre 1 a 1,5 gr% la hemoglobina del paciente; entonces si una paciente tiene hemoglobina de 5 gr% solicitaremos 2 unidades de concentrado globular, buscando que la hemoglobina llegue a 7 gr%.

- Plaquetas: la cifra mínima de plaquetas en una paciente obstétrica es de 50.000 plaquetas /cc. Sin embargo, se considera normal por encima de 100.000 plaquetas/cc. Una unidad de plaquetas eleva de 8.000 a 10.000 plaquetas/cc; entonces si tenemos una paciente con 40.000 plaquetas/cc, debemos solicitarle 6 unidades de plaquetas buscando alcanzar las 100.000 plaquetas/cc.
- TP y TPT: estos se corrigen si son superiores al 1.5 de los valores de control. Por ejemplo, si el control de TPT es de 15 segundos, 15x1.5=22.5, y el TPT es de 30 segundos, tenemos que corregirlo, pero si fuera de 20 segundos no. El TP y TPT pueden corregirse con plasma a una dosis de 12 a 15cc/kg de peso.
- Fibrinógeno: el fibrinógeno debemos mantenerlo sobre los 100 mg/dl, si el resultado de la paciente es menor a 100 mg/dl debemos corregirlo con crioprecipitado calculando la dosis a 1-2 ml/kg de peso.

Debemos conocer el volumen aproximado de estos hemoderivados:

- Concentrado globular: 280 – 310 cc
- Plasma fresco congelado: 150 – 200 cc
- Plaquetas: 50cc
- Crioprecipitados: 20 cc

En algunos escenarios no se contará con las pruebas de laboratorio necesarias para realizar los diagnósticos según los parámetros descritos. Entonces cuando tenemos que tomar decisiones como someter a la paciente a una cirugía para controlar la hemorragia, o la necesidad de transfundir a la paciente hemoderivados con factores de coagulación. Recuerde que uno de los factores más importante en estos casos es el tiempo, las acciones son efectivas y beneficiosas si se toman a tiempo, de allí el concepto de la HORA DORADA.

En ese sentido, cuando se toman las muestras de sangre a la paciente podemos tomar en un tubo adicional para realizar la prueba del coagulo. En un tubo pequeño de vidrio de 10mm x 75 mm, coloque de 2 a 5 cc de sangre venosa, introdúzcalo en el interior del puño de una mano, manténgalo por 4 minutos, libérelo y golpee con un dedo para verificar que se está formando el coagulo, repetir el procedimiento cada minuto hasta que el coagulo y el tubo puedan invertirse.(7)

Si después de 7 minutos no se ha formado el coagulo, o es un coagulo débil que se rompe fácilmente, nos hace sospechar sobre la posibilidad de coagulopatía y debe administrarse hemoderivados para tratar a la paciente.(7)

Todos estos procedimientos se seguirán hasta que se logre detectar y tratar la causa de la hemorragia, que como hemos nombrado en numerosas oportunidades, lo ideal es que sea dentro de la primera hora de haber activado el código rojo, y las pacientes que tengan más de una hora con la hemorragia con o sin tratamiento, siempre se debe sospechar la CID.

Si la hipotensión y/o la hemorragia continúan por más de una hora, se debe tratar de mantener el volumen útil circulatorio guiándose por los criterios clínicos del choque, se debe evaluar el estado acido-base, oxigenación, la temperatura corporal y tratar la coagulopatía, o sea, hay que luchar contra los parámetros de la "triada letal" acidosis, hipotermia y coagulopatía. Evaluar el uso de sustancias vasoactivas y el manejo avanzado por una unidad de cuidados intensivos.

Una vez que se logra estabilizar a la paciente se dejara una solución de mantenimiento de cristaloide a razón de 150 a 300 ml/hora, siempre atento al aparato respiratorio para evitar una complicación de edema agudo de pulmón.

Así pues, la persona encargada de manejar el choque hipovolémico, debe restituir el volumen para que el corazón no fleje, y se mantenga el flujo sanguíneo a todos los órganos, mejorar la hipoxemia y la coagulopatía de la paciente con la hemorragia posparto.

CAPÍTULO VII

HABLAR CON LA PACIENTE Y FAMILIARES

Muchas veces cuando estamos en una situación de emergencia, con nuestro equipo actuando sobre una paciente para tratar una complicación y evitar su muerte; se nos olvida una parte fundamental *hablar con la paciente y sus familiares*.

Se nos olvida que esa paciente que estamos tratando de salvar, y que está siendo sometida a una serie de maniobras, es un ser humano, dueño de su cuerpo, que está llena de miedo, desconfianza y muchas veces no colabora porque no entiende, y ni siquiera le hemos explicado lo que está pasando. Por principio, debemos pedir su colaboración y aprobación sobre todos los procedimientos.

Este paso importantísimo de hablar con la paciente y sus familiares, podemos explicarlos desde el punto de vista bioético.

Existen cuatro principios esenciales en la bioética(11):

- Principio de Beneficencia.
- Principio de No maleficencia
- Principio de Autonomía
- Principio de Justicia

Los principios de Beneficencia y No Maleficencia son inherentes al médico, o como equipo de trabajo, de los prestadores del servicio de salud; ya este principio no se entiende como paternalismo clásico y fuerte, donde una persona era la que decidía rechazar, aceptar o consentir los deseos, opciones y acciones de otra persona, si este creía que serían para el propio beneficio de esa persona; y esa persona asumía un rol cuasi infantil o adolescente.

Este paradigma ha ido cambiando y debemos entender que los pacientes son autónomos, capaces de asentir, consentir y decidir; o sea, que se busca la beneficencia no paternalista. Hay que intentar hacer el bien o ayudar a los demás, siempre que ellos lo pidan o lo acepten.

El principio de la No Maleficencia tiene que ver con la beneficencia, y no la autonomía. En este sentido la tradición medica promueve "primun non nocere", primero no dañar, donde todas nuestras acciones deben buscar favorecer al paciente y al menos no perjudicar, siempre y cuando se tomen en consideración los principios de autonomía y de justicia.

El principio de Autonomía es ejercido por la paciente, y puede ser vista como una facultad o condición sustantiva de la realidad humana. Entonces para considerar las acciones realizadas como autónomas, estas deben ser intencionales, con conocimiento y sin control externo (coerción, manipulación y persuasión). También se necesitará la autenticidad que depende del sistema de creencias, valores y de las actitudes ante la vida que una persona asume de forma reflexiva y consciente.

Es importante señalar que una beneficencia a ultranza lleva a un paternalismo fuerte, y una autonomía a ultranza lleva a una anarquía. Por eso debe estar articulado con el principio de justicia.

El hombre nunca está sólo, ni las relaciones humanas nunca son completamente privadas, así que si los principios de no maleficencia y beneficencia son inherentes al médico, y el principio de autonomía a la paciente; el principio de justicia tiene que ver con terceras partes que no son meramente instrumental, ni puro medio para lograr un fin, son parte de la realidad constitutiva del ser humano y representa la virtud general o el bien común que es superior al bien individual.

Así que la familia forma parte de esas terceras partes, y se considera que es la unidad básica de cuidados sanitarios, y que juega un papel preponderante en las soluciones de la paciente y pudiera actuar cuando existen conflictos entre los principios médicos y del paciente, además de ser testigos de excepción de los esfuerzos médicos, y de las posibles fallas en el sistema de salud.

Por estos motivos es imprescindible la comunicación con la paciente, explicarle su complicación, los procedimientos a realizar, pedirle su aprobación y colaboración para la realización de los mismos. Además, hablar con la familia para que estén al tanto de la situación que son los dolientes de la paciente; y que dependiendo de la explicación nos pueden apoyar en todo lo necesario o hundir con testimonios y demandas.

CAPÍTULO VIII

DIAGNOSTICO Y TRATAMIENTO DE LA CAUSA

Repasemos, cuando tenemos una paciente con hemorragia posparto, se asigna a el responsable de buscar la causa y tratarla debe pensar rápidamente en las "4 T".

Las "4T"

Ahora describiremos las 4 T, como nemotecnia para encontrar la causa de la hemorragia y su tratamiento.

Tono del útero

Esta es la causa más frecuente de hemorragia posparto, es la responsable de la hemorragia posparto entre un 70 al 90 % (8,12). Así que cuando tenemos una paciente con hemorragia lo primero que tenemos que hacer es palpar el útero a través del abdomen para verificar su tono y altura uterina.

Si la paciente tuvo un parto vaginal el útero debería estar tónico e infraumbilical, y se fue por cesárea debería estar tónico y pudiera estar umbilical.

Si al palpar el abdomen no se encuentra el útero firme, duro y/o se encuentra a nivel supraumbilical, la primera opción es la hipotonía del útero la causa de la hemorragia.

Las primeras acciones son activar el código rojo, masaje uterino externo, y vaciamiento vesical. El vaciamiento vesical debe realizarse mientras se hace el masaje uterino externo, es muy frecuente que la paciente tenga la vejiga urinaria llena lo que desplaza el útero a niveles supraumbilicales, e impide la contracción efectiva del útero por su relación con su cara anterior.

Si es posible realizar el vaciamiento de la vejiga urinaria con una sonda de Foley para poder fijarla y nos permita medir el gasto urinario

Inicie el uso de medicamentos uterotónicos en este orden, según su disponibilidad y efectividad:

1. Oxitocina: 40 unidades (4 ampollas de 10 U), en 500 nl de solución fisiológica o ringer, para pasar EV a razón de 125 ml/hora, o 40 gotas/min, a esta velocidad la solución pasara en 4 horas.
2. Metilergonovina: 0,2 mg (1 ampolla) intramuscular
3. Misoprostol: 1000 microgramos (5 tabletas) via rectal.

Si continua el sangrado, pasar al masaje uterino bimanual, una mano se introduce en la vagina, con la cual se trata de drenar los coágulos que están dentro del útero, y con la otra mano sobre el abdomen masajeando presionando el útero entre ambas manos.

Dependiendo del nivel de complejidad del centro de salud, y si tiene pabellón disponible o no, deberá evaluar la referencia de la paciente.

En caso de que el sangrado continúe y sigamos evidenciando que es por hipotonía o atonía del útero, tiene varias alternativas:

Colocación de balón hidrostático: el especialmente diseñado para este fin es el balón de Bakri, pero éste no está disponible en todos los centros. Sin embargo, podemos fabricar nuestro propio balón hidrostático.

Materiales necesarios:

- 1 guante estéril de látex o caucho, o condón
- 1 sutura estéril que pudiera ser de seda
- Sonda de Foley
- Jeringa tipo Tommy.

Se colocan 5 cc en el balón de la sonda de Foley, se introduce dentro del guante o condón, y se une el guante o condón a la sonda ajustándola alrededor de la sonda con la sutura, lo suficientemente fuerte para que no se escape la solución fisiológica que se usara para llenar el balón.

Se coloca a la paciente en posición de litotomía, y previa asepsia y antisepsia se introduce en el útero. Después se llena de solución fisiológica estéril con la jeringa de Tommy hasta que deje de sangrar, con unos 300 o 500 ml. Una vez lleno el balón el extremo externo se dobla o liga; y se puede dejar durante 24 a 48 horas.

La utilidad del balón hidrostático, es que nos permite compensar a la paciente para prepararla a pabellón si vamos a realizar algún tratamiento quirúrgico, es decir, corregir la anemia y coagulopatías. También es útil para el traslado de la paciente a un centro de mayor complejidad. Además, como tratamiento de por sí de la hemorragia, ya que podríamos retirarlo y la paciente recuperar el tono del útero y no ameritar otros tratamientos.

Adicionalmente a la colocación del balón la paciente debe continuar con una infusión continua de oxitocina por 24 horas.

El retiro del balón debe hacerse gradualmente durante un periodo de 2 horas, si durante su retiro la paciente comienza a sangrar nuevamente ya estará compensada para tomar una conducta quirúrgica si es necesaria. En caso de que no sangre se considera tratada.

Si el sangrado persiste y la atonía también, tenemos que plantearnos el manejo quirúrgico

Para el tratamiento tenemos diferentes técnicas, unas conservadoras del útero, y otras más radicales como la histerectomía total o subtotal. La técnica a realizarse dependerá de varios factores como el deseo de fertilidad, la severidad del choque hipovolémico, el nivel de complejidad del centro de salud y de la técnica que maneje el cirujano.

Entre las técnicas conservadoras tenemos la ligadura de la arteria hipogástrica, embolización de la arteria uterina, la sutura de B-Lynch.

Aquí hare una breve explicación de la técnica de la sutura de B-Lynch (7):

1.- La paciente bajo anestesia general se coloca en posición de Lloyd Davies, para así tener acceso a la vagina y poder evaluar el efecto de la técnica sobre el sangrado.

2.- Se realiza incisión de Pfannestield de tamaño adecuado, o por la misma incisión previa si la tiene.

3.- Una vez que ingresamos al abdomen, se realiza una incisión en el segmento inferior, luego de diseccionar la vejiga, o si tiene suturas de la cesárea, se retira la sutura, se entra a la cavidad uterina, la cual debe ser limpiada y examinada.

4.- Se exterioriza el útero, se verifica si existe algún área de sangrado. Si el sangrado es difuso, se realiza la compresión bimanual del útero para evaluar la probabilidad de éxito de la técnica. La vagina es secada y se observa el control adecuado del sangrado.

5.- El cirujano se coloca del lado izquierdo de la paciente y con un catgut crómico N° 2 con aguja de 70 mm, se perfora el útero a 3 cm desde el borde inferior derecho de la incisión uterina y a 3 cm del borde lateral derecho.

6.- Se desliza la sutura por la cavidad uterina para emerger a 3 cm del borde superior de la incisión uterina y a 4 cm del borde lateral.

7.- El catgut crómico ahora visible se pasa por encima del fondo uterino para comprimirlo, a aproximadamente 4 cm del borde cornual derecho.

8.- La sutura se baja detrás del útero verticalmente, para introducirse en la pared posterior de la cavidad uterina, al mismo nivel del punto de entrada anterior superior.

9.- El catgut crómico se hala bajo tensión moderada, y se dirige hacia el borde derecho del útero y perfora nuevamente el útero del interior del útero al exterior, subiendo y pasando nuevamente por encima del fondo uterino para situarse anteriormente de forma vertical, comprimiendo el fondo del útero.

10.- ya situándose en la cara anterior del útero de perfora a 3 cm del borde superior dela incisión uterina y a 4 cm del borde lateral más cercano, entrando nuevamente en cavidad.

11.- Se hala la sutura y se realiza otra perforación del interior de la cavidad al exterior a 3 cm del borde inferior de la incisión del segmento y a 3 cm del borde lateral.

12.- Se halan ambos extremos de la sutura con ayuda de la compresión bimanual del útero de parte del ayudante, durante la compresión se revisará la vagina para evidenciar el control de la hemorragia.

13.- Se anudan los extremos del crómico asegurando la compresión del útero.

14.- Se sutura la incisión del segmento uterino.

15.- Se verifica la hemostasia.

16.- Se realiza el cierre por planos de la cavidad abdominal.

También se describe la técnica utilizando sutura Vicryl 1 con una aguja de las mismas características.

La otra técnica es la histerectomía que puede realizarse total, en donde se extrae todo el útero, y subtotal cuando se deja el cuello uterino. Sin embargo, el empleo de una u otra técnica, dependerá de la situación clínica de la paciente, ya que la histerectomía subtotal es más rápida, y las preferencias y habilidades del cirujano.

Otros puntos a considerar muy importantes son: si la decisión es quirúrgica debemos tratar de llevar a la paciente al quirófano compensada desde el punto de vista del choque y de la posibilidad de coagulopatías, pero recuerde siempre que las decisiones son buenas si se toman a tiempo. El otro punto a considerar es el tipo de incisión abdominal, ya que si la paciente tiene riesgo de coagulopatías, la incisión mediana infraumbilical lesiona menos vasos sanguíneos que la incisión de Pfannestiel, lo que disminuiría las complicaciones por hematomas de la pared abdominal.

Ahora bien, si la paciente mejora con las medidas iniciales y no amerita intervención quirúrgica, deberá permanecer en observación estricta, vigilando el sangrado genital, el tono uterino y los parámetros de choque cada 15 minutos. Continuará con una infusión de mantenimiento de 150 a 300 ml/hora, con 10 u de oxitocina en cada frasco de 500 cc, oxigeno por cánula a 2 litros/min, y se harán las correcciones con hemoderivados necesarias.

Si persiste inestable o si el sangrado fue muy abundante, se trasladará a una unidad de cuidados intensivos, para un manejo avanzado.

T de Trauma

Esta es la segunda causa de hemorragia posparto con el 20% (8), y este grupo se incluyen las lesiones del canal del parto, la ruptura uterina y la inversión uterina.

Una vez que se detecta una paciente con hemorragia posparto, se palpa el útero, y si este se encuentra tónico, se debe pensar en las lesiones del canal del parto. Aunque debe hacerse rutinariamente la revisión del canal del parto después del alumbramiento en todas las pacientes. Sin embargo algunas paciente hacen hematomas en el canal del parto, ya sea por desgarro de algún vaso sanguíneo durante el parto, o en las reparaciones hechas por algún desgarro detectado.

Se coloca la paciente en posición de litotomía, se deprime la cara posterior de vagina inicialmente con los dedos índice y medio, o con los dedos índices de ambas, para poder inspeccionar la vulva, el periné y la vagina. Después podemos tomar el labio anterior del cuello uterino con una pinza de Foester que nos permite movilizarlo e inspeccionarlo, y de ser necesario podemos colocar más pinzas de Foester que nos permiten observar todo el borde del cuello uterino.

Durante la inspección podemos detectar (7):

- Desgarros de primer grado que involucran piel perineal y mucosa vaginal, pero los músculos están intactos.
- Desgarros de segundo grado que involucran la piel perineal, la mucosa vaginal y los músculos subyacentes
- Desgarros de tercer grado, como el anterior, pero involucra también la sección total del esfínter anal
- Desgarros de cuarto grado que también lesiona mucosa rectal.

Los desgarros en el tercio inferior de la vagina tienden a producirse en forma de V con vértice en el introito vaginal, dirigiéndose a cada lado de la vagina, y además del introito vaginal hacia el ano, pudiendo llegar a producir desgarros de cuarto grado.

También podemos detectar desgarros en el tercio superior de la vagina y en el cuello del útero que pueden producir pérdidas significativas de sangre.

Una vez detectado un desgarro hay que observar si este sangra o no, generalmente los desgarros de primer grado que no sangran no se suturan; pero los otros desgarros si deben repararse porque generalmente producen sangrado importante y por la parte funcional de la paciente.

Para reparar los desgarros debe usar guantes estériles, lavar con solución antiséptica.

Si el desgarro es vaginal o perineal colocar anestesia local infiltrando por debajo de la mucosa vaginal, de la piel del perineo y profundamente en el musculo perineal alrededor del desgarro. Siempre aspire antes de inyectar la lidocaína para evitar la inyección intravascular de este medicamento que puede causar arritmias cardiacas.

Si la mucosa rectal esta desgarrada, utilice material de sutura 3-0, ya sea catgut crómico o ácido poli glicólico, reparándolo con puntos separados a 0,5 cm entre ellas a través de la capa muscular y no a través de la mucosa. Sobre esta capa muscular realizar otro plano también a puntos separados de la fascia.

Si el esfínter anal esta desgarrado, ubique los extremos y tómelo con pinzas de Allis, y sutúrelo con material 2-0 de catgut crómico o ácido poli glicólico, pasando 2 o 3 puntos en U para evitar que se desgarre nuevamente. Para verificar la corrección tanto de la mucosa rectal como del esfínter anal, introduzca su dedo índice en el ano, e indíquele a la paciente que lo apriete, sensación que se transmitirá al dedo, y con el mismo dedo palpar la mucosa rectal para asegurarse de su integridad.

La vagina se sutura con material catgut crómico 2-0, pueden usarse puntos profundos continuos.

Cuando el desgarro está ubicado en el tercio superior de la vagina, es posible que se facilite la reparación colocando valvas que nos faciliten el acceso.

Cuando el desgarro es de cuello uterino, generalmente ocurren lateralmente, en uno o ambos lados, revise con una buena luz la extensión del desgarro, ya que podría ser parte de la ruptura del segmento inferior, inclusive en algunos casos el desgarro puede extenderse al segmento inferior y cuerpo uterino, pudiendo lacerar alguna rama de la arteria uterina, lo que pudiera terminar con la muerte de la paciente por la hemorragia, y más tardíamente por la infección sino se toman las medidas de asepsia y antisepsia.

Para revisar el cuello uterino, deprime la pared posterior de la vagina con los dedos, tome el labio anterior del cuello uterino con una pinza de Foester, la movilización de la pinza le permitirá revisar todo el cuello, al detectar un desgarro coloque una pinza de Foester en los bordes inmediatamente superior e inferior del desgarro, lo que facilitara la reparación ya que mejora el acceso al vértice del desgarro.

Si el desgarro se extiende al segmento inferior o hacia el cuerpo uterino, la paciente debe ser llevada a pabellón para laparotomía exploradora, para la reparación del desgarro o el tratamiento que se considere necesario vía abdominal.

En cambio, si observamos con claridad el vértice del desgarro, se suturará el cuello uterino con material de sutura catgut crómico 0 o 2-0, ya sea con puntos separados o continuos.

Cuando el desgarro se encuentra en el tercio superior de la vagina, debe suturarse con puntos continuos profundos ya que en este caso también se lesionan los tejidos subyacentes, teniendo mucho cuidado si el desgarro es en la pared anterior por su relación con la vejiga urinaria y la uretra.

También pueden presentarse hematomas puerperales por el desgarro de un vaso sanguíneo, si lesión de los tejidos superficiales, o en las heridas de episiotomías. Estos aparecen después del parto, y generalmente el síntoma inicial el dolor intenso a nivel vulvar o vaginal, y el aumento de volumen.

Muchos se reabsorben, pero el hematoma que ocasiona dolor intenso y aumento de volumen, el mejor tratamiento es la incisión del hematoma en el punto de máxima distensión, se evacua la sangre, los coágulos y se suturan los puntos hemorrágicos, se cierra la cavidad del hematoma, tratando de evitar los espacios muertos, luego se tapona la vagina por 12 a 24 horas.

La ruptura uterina también es una entidad muy peligrosa, generalmente ocurre intra parto, pero a nosotros nos interesa el diagnóstico posparto. Estas son pacientes con dolor intenso abdominal con hipersensibilidad abdominal con sangrado genital o no, que puede presentar signo y síntomas de choque hipovolémico y distensión abdominal.

Estos casos deben llevarse inmediatamente a laparotomía exploradora, el tratamiento puede ser la sutura del desgarro o la histerectomía.

Sin embargo hay una patología que pudiera detectarse inmediatamente posterior al alumbramiento, o sin la expulsión de la placenta que es la ***inversión uterina.***

Esta es una situación poco frecuente, generalmente se debe a la tracción fuerte y sostenida del cordón umbilical, que trae como consecuencia la inversión del útero. En el Hospital IVSS Dr. Adolfo Pons, tuvimos algunos casos asociados al aprendizaje del manejo activo del alumbramiento, por lo cual hay que hacer una supervisión a los médicos neófitos en la maniobra, mientras que hacen su curva de aprendizaje.

La hemorragia que se produce en estos casos es profusa y generalmente se produce al desprenderse la placenta por lo que dedicaremos unos párrafos en este libro sobre hemorragias posparto.

La inversión uterina puede ocurrir con la placenta adosada o desprendida. Si ocurre con la placenta adosada, no debe desprenderse hasta que se restituya el útero a su posición normal, una vez restituido el útero se realiza el desprendimiento manual de la placenta o se lleva a pabellón al sospechar de placenta accreta.

Cuando la inversión ocurre y la placenta ya está desprendida generalmente el sangrado es profuso y la paciente puede caer en choque no solo por la hemorragia, sino por el efecto vagal que se produce por la inversión y el dolor.

Al hacer el diagnóstico evitar el uso de uterotónicos, ya que se puede formar un anillo de contracción que impediría la restitución del útero a su sitio, más bien se pueden usar tocolíticos que disminuyan la contractilidad del útero y nos faciliten la restitución.

Por supuesto lo primero es pedir ayuda y activar el código rojo, en los capítulos anteriores se describieron los roles y se detalló sobre el manejo del choque hemorrágico.

Si en el centro se cuenta con anesiológo, se debe solicitar la sedación de la paciente, inclusive si se dispone de gases como halotano, pueden relajarnos el útero para colocarlo en su posición, pero por supuesto también nos aumenta la hemorragia.

Primero se intentará la reposiciona manual del útero. Se toma el útero invertido entre los dedos y la palma de la mano hábil del obstetra, y se hace presión en el fondo, en sentido del eje longitudinal de la vagina. Una vez que el útero recobra su posición, la mano se coloca en el fondo en forma de puño, manteniendo la presión en el fondo, se suspende la administración de tocolíticos y se inicia la administración de uterotónicos para disminuir el sangrado y el útero se mantenga en su posición.

El puño de la mano debe permanecer dentro del útero hasta que se sienta que se contrae, y se va retirando lentamente para que no ocurra una inversión nuevamente del cuerpo uterino. Si la maniobra es exitosa se indicarían los uterotónicos como explicamos en los casos de hipotonía.

Ahora bien, si la reposición manual falla por tener un anillo de contracción muy fuerte o la imposibilidad de mantener el útero en su posición; tenemos 2 técnicas quirúrgicas de abordaje abdominal que podemos usar. (13)

Técnica de Huntington, una vez que tengamos el campo pélvico expuesto, se pasan 2 pinzas de Allis a través del anillo de contracción que van a fijarse a los ligamentos redondos y se realizando la tracción suave y la acción repetida de la toma de los ligamentos redondos y tracción hasta que lleguemos al fondo uterino para ir restituyendo en su posición al útero.

Si esta técnica falla, tendríamos que realizar el procedimiento de Haultain, que consiste en realizar una incisión en la cara posterior del anillo de contracción y ampliar el espacio para la tracción del fondo uterino y facilitar la reubicación del cuerpo uterino, incisión que se sutura una vez logrado el objetivo.

T de Tejido

La retención de tejidos post parto puede ser la causa de hemorragia posparto en el 9% de los casos, por eso siempre debemos revisar la placenta posterior al alumbramiento y revisar tanto la placenta como las membranas amnióticas (8).

La retención de tejido placentario generalmente se debe a anomalías en la configuración o implantación de la placenta. En la placenta con lóbulo succenturiado se desarrollan uno o más lóbulos pequeños en las membranas a cierta distancia de la placenta principal, y estos cuentan con conexiones vasculares de origen fetal; en estos casos se puede ver la torta placentaria completa, pero al revisar las membranas podemos observar un vaso sanguíneo que nos pueden hacer sospechar de la existencia del lóbulo placentario.

Otros casos en que puede haber retención de restos placentarios son el acretismo placentario, placenta previa, útero bicorne, miomatosis uterina y en pacientes con antecedentes de cirugía uterina previa (8).

Entonces, recuerde revisar la placenta y las membranas posterior al alumbramiento, buscando trayectos vasculares en las membranas que nos puedan hacer sospechar de un lóbulo succenturiado. También cuando realizamos la extracción manual de la placenta se debe realizar una revisión uterina, con curaje manual y legrado uterino; de manera tal que se haga un diagnóstico temprano y tratamiento oportuno antes que se presente una complicación grave.

También podemos sospechar de estos casos cuando hay una subinvolución uterina, o si buscando la causa de la hemorragia, no encontramos desgarros y el útero impresiona tónico o ligeramente hipotónico, es mandatorio realizar la revisión uterina utilizando primero una pinza de Foester curva, introduciéndola en el útero suavemente buscando restos macroscópicos y posteriormente con una cuchara de Pinard, pudiendo encontrar restos de placenta y membranas ovulares.

Sin embargo, es importante saber que la principal causa de hemorragias posparto tardías, es por retención de restos ovulares, que inclusive pueden calcificarse dependiendo del tiempo de posparto, y producir choque hipovolémico por el volumen del sangrado. También la retención de restos ovulares puede producir complicaciones infecciosas y producir una sepsis.

T de Trombo

Las coagulopatías son causas de hemorragias posparto en el 1% de los casos, y puede presentarse por diversas causas que dividiremos de la siguiente manera:

- Maternas: causas congénitas como la hemofilia A y Enfermedad de Von Willebrand, y adquiridas como: la preeclampsia severa, síndrome de HELLP, sepsis, purpura trombocitopénica idiopática, hemorragias obstétricas y terapia anticoagulante.
- Fetales: feto muerto intrauterino
- Ovulares: desprendimiento prematuro de placenta, embolia de líquido amniótico.

Se puede tratar de identificar las pacientes con riesgo de coagulopatías con una historia clínica estructurada para tal fin (8), se considera tamizaje positivo para trastornos de la hemostasia, si cumple con uno o más de los siguientes ítems:

1. Sangrado genital abundante desde la menarquia.
2. Uno de los siguientes:
    a. Hemorragia posparto
    b. Sangrado relacionado con un procedimiento quirúrgico
    c. Sangrado relacionado con un procedimiento dental
3. Dos o más de los siguientes síntomas:
    a. Equimosis una o dos veces al mes
    b. Epistaxis una o dos veces al mes
    c. Sangrado frecuente de encías

d. Antecedentes familiares de síntomas de sangrado

Sin embargo, debemos pensar en la posibilidad de coagulopatías por CID, en las pacientes que tengan más de una hora sangrando por cualquier causa de hemorragia posparto.

Para hacer el diagnostico, las características clínicas son las siguientes:

1.- Complicaciones que causen CID,

2.- Manifestaciones hemorrágicas como equimosis en los sitios de presión, epistaxis, sangrado por las encías, en los sitios de venopunción, en las heridas operatorias y hemorragias posparto.

3.- Prueba del coagulo

4.- Laboratorio: trombocitopenia menor de 100.000/cc, TP y TPT alargados 1.5 veces comparado con el control, fibrinógeno < 150 mg%, productos de la degradación de la fibrina aumentado a niveles de 80 lambdas/ml

El tratamiento consiste en:

a. Tratar la causa inicial
b. Mantener la perfusión de los órganos
c. Oxigenación
d. Monitoreo de las funciones pulmonar, cardiaca y renal
e. Reemplazo de procoagulantes.

Estos detalles fueron tratados en el capítulo de choque hipovolémico, e igualmente el tratamiento.

Así que cuando tengamos una paciente con hemorragia posparto, y nos toca el rol de diagnosticador de la causa y tratamiento, es muy fácil organizarse y evaluar las "4 T", en orden de frecuencia Tono, Trauma, Tejido y Trombo; porque lo más frecuente es lo más frecuente. ...

Existe una maniobra que debemos conocer, ya que puede ser utilizada en cualquier causa de hemorragia posparto, para disminuirla y ganar un poco de tiempo, que es la *compresión de la aorta.*

La compresión de la aorta puede ser utilizada en cualquier momento del manejo de la hemorragia, ya que si es realizada adecuadamente, puede disminuir el sangrado para que el diagnosticador pueda evaluar la causa del sangrado, para que se redistribuya el flujo sanguíneo ya que al disminuir el paso de sangre a la pelvis y miembros inferiores seria mayor el flujo a los órganos vitales; para el traslado del paciente a un establecimiento de mayor complejidad.(7)

Para realizar esta técnica la persona debe colocarse del lado izquierdo de la paciente, colocar la mano en forma de puño y situarla justo arriba y a la izquierda del ombligo de la mujer. Una vez situado el puño en el sitio, la persona que aplica la técnica debe inclinarse sobre la mujer y presionar el punto con su propio peso, y sentirá las pulsaciones de la aorta en su puño.

Para verificar la efectividad de la maniobra debe palparse el pulso femoral antes de hacerla, y durante su realización. Si la maniobra es efectiva el pulso de la arteria femoral desaparecerá.

Otra técnica que puede emplearse, es el uso del traje antishock no neumático, que también disminuye el flujo sanguíneo de los miembros inferiores para que redistribuya en los órganos vitales. Este es un traje de neopreno con de velcro, que lleva una numeración para indicar el orden de colocación, iniciándose desde los tobillos hasta el pecho.

Otro punto a considerar es que si existe la necesidad de traslado, deben tomarse en cuenta las siguientes recomendaciones:

- La paciente debe ir acompañada por un médico y personal entrenado en el código rojo.
- Debe llevar suficiente cantidad de soluciones, y de ser posible hemoderivados.

- Si la hemorragia es por atonía, considerar la colocación de balón intrauterino para taponamiento, y medicamentos uterotónicos
- Si contamos con el traje antishock colocarlo o realizar la compresión de la aorta, que independientemente de la causa, disminuye el sangrado y pudiera ser salvadora
- Contactar a el centro receptor para que esté preparado a recibir la paciente y tome las previsiones del caso.

Espero que este libro le sirva para salvar vidas, recuerde que la hemorragia posparto es la primera causa de muerte materna en el mundo, y generalmente se encuentra entre las primeras 3 causas en cualquier país.

Estemos preparados para ayudar a estas pacientes.

ANEXO

Hemorragia Posparto
ACTIVACION DEL CODIGO ROJO

1. HORA DE INICIO_____
2. ASIGNACION DE ROLES:

Manejador de líquidos _____ Diagnosticador_____ Circulante_____

Coordinador_____

Sensorio	Perfusión	Pulso	Presión arterial sistólica	Grado del choque	Perdida de volumen estimado	Cristaloides a reponer en la primera hora
Normal	Normal	60-90	Normal	Compensado	10-15% 500-1000 ml	Ninguno
Normal y/o agitada	Palidez, frialdad	91-100	80-90	Leve	16-25% 1000-1500ml	3000 a 4500 ml
Agitada	Palidez, frialdad más sudoración	101-120	70-80	Moderado	1500-2000ml	4500 a 6000 ml
Letárgica, inconsciente	Palidez Frialdad más sudoración Llenado capilar > 3 seg	>120	<70	Severo	>35% 2000-3000ml	> 6000 ml

3. GRADO DEL CHOQUE. EVALUE Y MARQUE

Calcule índice de choque= frecuencia cardiaca/tensión arterial sistólica

Calcule índice de choque=_____/_____=_____

Si es mayor de uno solicitar 2 concentrados grupo O Rh-, sin pruebas cruzadas_____

4. HABLE CON LA PACIENTE
5. ACCIONES

2 vías periféricas jelco 14 o 16___ Oxigeno nasal 4 L/min___ Sonda vesical___

Calentar soluciones____ Solicitud de sangre____

Soluciones cristaloides

1	2	3	4	5	6	7	8	9	10	11	12

6. CAUSA

Tono____ Trauma____ Tejido____ Trombo____

7. TIEMPO_____

INSTRUCTIVO

Al detectar un caso de hemorragia posparto, inicie el llenado de la tabla de cotejo. Usar marcador no permanente. Usted es el coordinador

1.- hora de inicio, coloque la hora que se inicia el código rojo, recuerde la hora dorada

2.- Asignación de roles, coloque una tilde a medida que va asignando los roles

3.- Grado del choque. Evalue y marque. Con el marcador indeleble marque con un punto el cuadro que coincida con la evaluación de la paciente, y marque con un circulo el volumen de soluciones cristaloide a reponer en la primera hora.

Calcule el índice de choque, si el resultado es mayor de 1, solicite 2 unidades de concentrado globular grupo O Rh -, sin pruebas cruzadas.

4.- Hable con la paciente. Recuerde informar a la paciente de la complicación, solicitar aprobación y colaboración para las maniobras a realizar.

5.- Acciones. Marque con una tilde a medida que se vayan cumpliendo

Soluciones cristaloides, tache el numero de soluciones que se van cumpliendo

6.- Causa, marque la causa encontrada.

7.- Tiempo, anote la hora y verifique el tiempo transcurrido.

BIBLIOGRAFIA

1.- Cunningham, F., Leveno K, Bloom s, Hauth J, Rouse D y Spong C. **Williams Obstetricia**. Edicion 23. The McGraw-Hill Companies. 2011

2.- Gabbe S, Niebyl J y Simpson J. **Obstetricia**. Marban libros S.R.L. 2004. Tomo 1 pag. 67

3.- Organización mundial de la salud. **Recomendaciones de la OMS para la prevención y el tratamiento de la hemorragia posparto**. OMS 2014. Suiza.

4.- Cifuentes R. **Urgencias en obstetricia**. GIGyO 2007. Cali.

5.- Organización Mundial de la Salud. **Mortalidad materna. Nota descriptiva Septiembre 2016**. Web: http://www.who.int/mediacentre/factsheets/fs348/es/

6.-Say L, Chou D, Gemmill A, Tuncalp O, Moller A, Daniels J, Gulmezoglu A, Temmerman M y Alkema L. **Global causes of maternal death: a WHO systematic analysis**. The Lancet Global Health. http://www.thelancet.com/journals/langlo/article/PIIS2214-109X(14)70227-X/fulltext.

7.- Sociedad de Obstetricia y Ginecologia de Canada. **Alerta internacional**. Edicion 4. SOGC. Ontario 2.008

8.- Alcaldia Mayor de Bogota. **Guia de hemorragia posparto código rojo.** 2014. Web http://www.saludcapital.gov.co/DDS/Publicaciones/Guia%20Maternidad-Codigo%20Rojo_7A.pdf

9.- Velez-Alvarez G, Agudelo-Jaramillo B, Gomez-Davila J y Zuleta-Tobon J. **Codigo rojo: guía para el manejo de la hemorragia obstétrica**. Revista colombiana de obstétrica y ginecología. Vol 60 N° 1 2009. Bogota.

10.- Mejias-Gomez L. **Fisiopatologia choque hemorrágico**. Revista mexicana de anestesiología. Vol. 37. Supl.1 Abril-Junio 2.014. pp S70-S76

11.- Calleja J. **Bioetica y gestión de salud**. Programa de administración en salud. LUZ. 2.004. Maracaibo.

12.- Karlsson H y Perez C. **Hemorragia postparto.** Anales del sistema sanitario de Navarra Vol. 32 supl 1 -pamplona 2.009.

13.- Sibai B. **Manejo de emergencias obstétricas agudas**. Amolca, actualizaciones medicas. 2.012. Caracas.

www.ingramcontent.com/pod-product-compliance
Lightning Source LLC
Chambersburg PA
CBHW051210220526
45473CB00003B/976